発達障害な私の頭の中。

文・絵　新藤あみ

目次

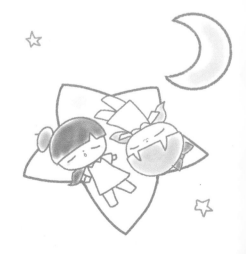

01 私は空が怖いのです。

何が怖いのか？

私は、空を見上げたり、背の高いものを見ると、自分が浮いて、飛ばされそうな感覚に襲われます。

地に足が着いていないようで……。

私はそれが、小さかったころから、怖かったのです。

昔は

私も昔は、高いところが怖いんだと思っていました。

いわゆる、「高所恐怖症」だと。

でもある時、遊園地の観覧車に乗って、下を見るのは怖くない、と気づいたのです。

そういえば、家の屋上から打上花火を見る時、ずっと空を見上げているのが怖くて仕方なかったな、と、思い出しました。

つまり私は、空が怖いのだ、と気づきました。

だけど……

私は、空の美しさに目を奪われます。

空は広くて、どこまでも続いていくようで、無限の可能性を感じます。

私は空が怖いけど、好きです。

だって、綺麗ですもん。

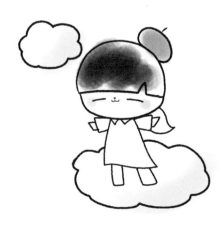

02 私の頭の中は、言葉と、イメージでできています。

言葉とイメージ

何かを話そうとする時、誰かに何かを伝えようとする時、私は『言葉』で考えます。
無意識に何かを考える時、何かを行おうとしている時、私は、『イメージ』で考えます。

例えてみる

分かりやすく「本の読み方」に例えてみると、
『言葉』のほうは、しっかり、一行一行を理解して読んでいる感じです。
一方、『イメージ』のほうは、いわゆる「ななめ読み」と呼ばれる読み方に似ている、と感じます。
本を読む時、私は、いつもななめ読みで、「読むのが早い！」と言われることが多かったのですが、最近は、本を読もうとしても、目には文字しか入ってこなくて、全く読めないようになってしまいました。

今は

今の私の頭の中は、『言葉』が『イメージ』に負けて、理性的に物事をとらえることができなくなっています。
『イメージ』が私に命令するのです。
そうなってしまったら、私は命令の通りにしか動けません。
なぜそうなってしまったかは全く分かりません。
この現象は文章で説明するのがすごく難しく、
私は何年もこのことを言い表せずにいました。
やっと、少しずつ、話せるようになってきて、嬉しいです。

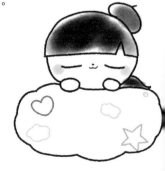

03 私は、たくさんの時間を睡眠に費やします。

睡眠時間

私は、基本となる睡眠時間が「12 時間」です。

小学 5 年生くらいのころから、睡眠時間が 12 時間になったのですが、12 時間眠らないと、すごく眠くて、頭が働きません。

寝起きの悪さ

私は、眠りの中から目を覚ました瞬間から、15 ～ 30 分ほどかかって、やっと布団から抜け出すことができるようになります。

簡単に言えば、寝起きがものすごく悪いのです。

目が覚めて、まずはたくさん寝返りを打って、その後、寝室から出る扉のほうに、ゴロゴロ……と、寝返りを打ちながら移動をし、そこからゆっくり起き上がります。

目が覚めたところから、起き上がるまでで、30 分。

それだけで疲れます……（笑）

眠る時に見る夢

私は、かなりの頻度で死んでしまう夢を見ます。

よく、アニメや漫画の世界では、信じられないことが起こった時などに、「ほっぺをつねる」表現がありますが、私は、夢の中でも「痛み」を感じます。

夢の中で死んでしまう時も、すごく、痛いのです。

ごくたまに、その痛みや感覚が、目が覚めてからも残ることがあります。

誰だって死ぬのは怖いと思います。

私も、すごく怖いです。

だから、眠るのが怖くなってしまうんです。

眠ったら、夢の中でもう一人の「私」が、死んでしまうかもしれないから。

04　私は、もようが苦手です。

苦手なもようの種類

私が苦手なもようの種類は、「色のコントラストが強いもよう」や、「細かいもよう」、「不規則なもよう」です。
曖昧だと思われるかもしれませんが、私自身、ちゃんとは分かっていないのです。
パッと見て、「あ、これは苦手だな」と分かることもあれば、じーっと見ないと分からないこともあります。

それで困ること

苦手なもようを見ると、吐き気がしたり、怖くなったり、心臓が、ぎゅーっとなります。
疲れている時や、眠い時、悲しい時、など、神経が過敏になっている時は、特に、もようが強く目に入ってきます。

苦手、だけど

私は物心ついた時からもようが苦手なので、ある程度のもようは大丈夫です。
むしろ、洋服のもよう（ギンガムチェックなど）は、苦手、でも「可愛い」と思います。
だけど、母とは私の感覚などを共有したいので、苦手なもようは、「苦手」と言うようにしています。
母は、「大変だね……」と言いますが、私は、そりゃあ大変だし辛いけど、もう慣れっこなので、心配しなくて大丈夫です（笑）

05 私は、音が苦手です。

私の中での「音」の定義

私の中で、「音」とは、「音楽ではない、日常の中にある音」という感じです。

音＝もよう

先ほど、もようが苦手だと書きましたが……、
私はどうやら、頭の中で「音」を「もよう」に書き換えているようなのです。
例えば、ドアをノックする音。
「こんこん」という音になりますが、私の頭の中で、四角がたくさん連なったもように
変換されます。
苦手なのは例えば、「がりがり」というでこぼこのあるものを引っ掻く音で、これは、
色んな小さな図形が集まっているもように変換されます。図形の色は、暗い色です。
音からできるもようの色が、明るいと、比較的平気なのですが、暗いと、「苦手な音」
に分類されます。
難しいですね（笑）

対処法

私は、人込みなど、色んな音であふれる場所に行った時、「イヤーマフ」を着けています。
すると、全体的に音が小さく聞こえます。
前は耳栓をしていたのですが、「耳に入れる」のが嫌なのと、あまり音が小さくならな
いので、イヤーマフを買ってもらいました。愛用しています！

06 私の記憶のしかた

写真のように

生きているうえで、必要な記憶、必要でない記憶がありますが、私はどちらかと言えば、必要でない記憶のほうが頭に残りやすいのです。

しかも、その必要でない記憶の「一瞬」「刹那」が、まるで写真のように頭に残るのです。
映像を思い出そうとしても、コマ送りのように、かくかく動くのです。

記憶の優先順位

私の記憶は、「やっちまったぁ……」というような、失敗の感情が強く残ります。

例えばですが、強く残っているのは、3〜5歳くらいだったころ、母とスーパーに買い物に行った時のことです。

買い物が終わり、私は一人で、買い物かごを戻しに行きました。かご置場が、母と居たところから遠かったのもあり、母ではない人に話しかけてしまいました。その時のことが今でも鮮明に思い出されます。

つまり、私の記憶の優先順位でいうと、

①失敗の記憶
②恐怖の記憶
③悲しかった記憶

そして最後に、楽しかった、嬉しかった記憶が残ります。

家族の記憶

私は、私の家族とよく一緒に出掛けますが、その楽しかったはずの思い出が、思い出せないのです。

そのせいで、時々、悲しくなります。

覚えていたかったその記憶は、戻ってきてはくれないのです。

だから私は、家族で撮った写真を見返すのが好きです。

その瞬間を、思い出せるから。

07　私は、夢を見るのが怖いのです。

前に「睡眠」の話の中で「夢」の話を書きましたが（3ページ）、今回はそれについて詳しく書いていきたいと思います。

私が怖いと思う夢

「怖い夢」というのは、人によって違うと思いますが、私にとって怖い夢は、やはり、誰かに殺される夢です。
その「誰か」は、時によって違います。全く顔を知らない（というか起きた時に覚えていない）人だったり、大好きな家族だったりします。
大好きな家族だった場合は、すごく辛いです。
そのせいで、大好きな家族が、怖くなってしまいます。

死、その瞬間

夢の中で誰かに殺されるその瞬間は、痛かったり、痛くなかったりします。
きっとそれは、私がその実際の痛みを知らないからだと思います。
やっぱり、死ぬのは怖いです。
自分の近くの人がいってしまうのも、怖くて仕方ないです。
だから私は、大好きな家族に、冗談半分、本当の思い半分で、
「みんなであと200年生きようね」
と言ってしまうのです。
そんなこと不可能だと、分かっていても。

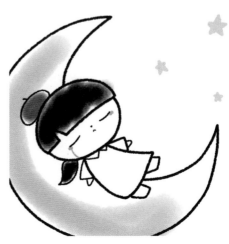

08 「むかしむかしのお話」が、私に力をくれました。

不思議の国のアリス

私が初めて、最後まで書けたお話です。
劇の発表会用の台本に、当時好きだった「不思議の国のアリス」のパロディを書きました。
私はそこから、お話を書きまくりました。
当時は小学生だったので、お世辞にも「素敵」と言えるものではありませんが、時々、
自己紹介がわりに、読んでもらうこともあります。
私が辛い時、自分が書いたお話を読むと、その純粋なお話に、涙が出てくるんです。
私のお話の一番のファンは、自分です。

お話の成長

始めのほうは、グリム童話のパロディばかり書いていましたが、そのうち、オリジナル
のお話を書くようになりました。
女の子たちの、くすっと笑えるお話でした。
そんな時、友達のお母さんが、
「あなたに、『読んでいる時には意味が分からなくても、いつか、ストン、と心に落ちて
くる』お話を書いてほしいの」
と言われました。
私はその時、あまり意味が分かっていないなりに、お話を書きましたが、納得のいくも
のはできませんでした。
それから何年か経って、その時言われた言葉が、
心にストン、と落ちてきました。
気づくには遅すぎましたけど……。

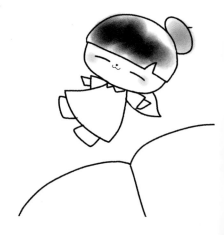

09 私は、言われたことを理解するのに、少し時間がかかります。

どれくらい時間がかかるか

主に時間がかかる場合は、何かに集中していることが多いです。
集中している何かから、離れるのに、大体２秒、言われたことを理解するのに大体３秒、
合計で５秒ほど、かかります（これは私の場合で、個人差があります）。

頭の中は

言われたことを理解する、「少しの時間」の間に、私の頭の中では、こんなことが起き
ています……。
①「あれ、今何か言われた」
②「何て言われた？」
③「（言われた時の音声リピート）」
④「えーっと、何て言ってる？」
⑤「あ、こう言ってたんだ！」
これで５秒です（ぴったり！）

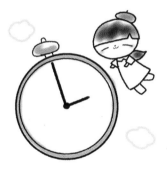

それによって困ること

私は、「今何て言ったの？」と聞くことができないので、会話にタイムラグが生じます。
すると、「今はもうその話はしてないんだけど……」と、相手を困らせたり、怒らせた
りしてしまうのです。
私の母は、そういったことをあまり気にしないので、よく救われています（笑）

いじめられていた時のこと

私：私は、小学校 3 年になって、そこで出会った人たちに、いじめられ
　　しまったんですね……。いじめにあいました。小学校 3 年の 6 月く
　　い。

母：そんなこととはつゆ知らず、その時私は、体調を崩していて……。
　　分のことで精いっぱいでした。だから、5 月くらいのころ、友達が
　　かなかできないと言っていたのは知っていて。

私：あんまり覚えてないなぁ……。

母：うん、あのー、小学校 1 年生の時の友達のでき方とは、クラス替え
　　友達のでき方は違うから……。「あぁ、そうなんだー」と思って、
　　かなか仲のいい友達ができなくて……。でも、一学期はそれで済んて
　　終わって、二学期になり、二学期になったとたんに、学校から帰っ
　　くるのが遅くなり……。

私：あの時はね……、うーん。

母：だから、何かあるんだろうなって思って聞いてみても、「先生の話
　　長くなっただけ」としか言ってくれなくて……。

私：あの時は、確か……。まぁ、いじめの内容の話をすれば、ランドセルか
　　帰り際になくなっていて、学校を探してもなかったから、学校にあ
　　たら先生が教えてくれるだろうと思い、下校すると、道端に、ラン
　　セルが置いてあって。

母：でもそれは 1 日でしょ？

私：うん。帰りが遅くなっていたのは、いじめっ子たちに絡まれていた

らで……。友達を作ろうとした時に自分から話しかけたのが、気の強い子で、その子にいじめられる形になって、それで帰りが遅くなった。

母：うん。で、二学期になってから、ちょっと家でも荒れるようになった。

私：そうだね……。弟ともしょっちゅうケンカしてた。

母：何のことだったか忘れちゃうくらいの些細なことであなたがぶちぎれて、物を投げたから、ちょっと待って、何があった？　と。

私：何があったじゃなくて、弟とケンカして、「私が学校でどんな目にあってどんな思いしてるか、何にも知らないくせにー！」って、爆発したんだよね。それでママが駆けつけてきて、ぶわーって涙を流しながらぽつぽつ話したんだよね。

母：まぁ、気づけなかった自分が情けないな、と思って。ママはその時自分がしんどかったもんだから、家族のことまで気が回せない状態だったんだよね。だから、そんなに我慢させちゃったんだな、って反省して。

私：なんか、あのー、パパもママもすごく心配性だから、自分のことで心配させたくないな、と思って、黙ってた。で、徐々に学校に行かなくなった。

母：あなたは、身体に症状（耳鳴り、めまい、頭痛）が出たから、いろんな病院まわって、最終的に心療内科にかかることになったんだよね。

After. アリス

「アリス。君は夢を見てきただけだ」
みんながそう言ったわ。
だけど私は、絶対にあの不思議の国に行ったの。
白うさぎさん、
チェシャ猫さん、
双子のディーとダム、
帽子屋さんに
三月うさぎさん……。

私はみんなのことを
忘れちゃいけない気がするの。
なぜかって？　分からないわ。
だけど、私は信じてる。

なぜかは分からないけれど、
服を着て、
時計を持っていて、
私のことを退屈から連れ出してくれる、
とっても不思議でサイコーな、
うさぎさんが来てくれるって、
ずーっと信じてるわ。

「アリス、迎えに来たよ。行こう、不思議の国へ」

あら、白うさぎさん、少し太った？
ベストがパツパツよ。

「うるさい！　ほら、みんなが待ってるから」

オッケー、それってサイコー！！

10　私は痛みに弱いのです。

ちょっとの傷

私は、少し転んだり、体をぶつけたりするだけで、「いたっ！」と、大げさに反応します。
これは母から聞いた話なのですが、私は幼稚園で転ぶたびに、傷のあるほうの足を引きずって歩いていたそうです。
その時、母は笑っていましたが、私はパニック状態だったと思います。
感覚過敏もあるので、「痛い」ということにも敏感でしたし、とにかく傷や血を見るのがすごく怖かったのです。
自分と他人との間の境界線が甘いのだ、と言われました。
ですから、自分の血を見るのも痛く感じますし、他人の血を見るのも痛いです。

医療ドラマや時代劇

私は、医療ドラマや時代劇を見るのが、すごくすごく苦手です。
それらを見ると、呼吸が苦しくなったり、胸のあたりがぐるぐる、気持ち悪くなります。
血や傷に、「共感」してしまうんだと思います。
この間、とても（俳優さんがかっこいい）魅力的な医療ドラマがあったのですが、怖くて見られませんでした。
父も血は苦手らしいので、その影響（遺伝？）もあるかもしれません。

最近の話

最近、痛くもないのに、びっくりした時にも「痛い！」と、反射的に言葉が出てきてしまうのが悩みです。
どうしたらそれは治るんですかね……？

11　私は生きてる感覚が、怖いのです。

生きてる感覚

生きてる感覚って、誰にでもありますよね。
心臓がどくどくしたり、脈拍がとくとくしたり……。
でもそれって、当たり前のことに思えて、あまり気にしないんですよ。
だけど私は、それがとても気持ち悪いことのように思えてきてしまうんです。

何が怖いか

食べる、飲む、呼吸をする、眠る、震える……。
この、すべてが気持ち悪く感じてしまうので、そんな自分が怖いのです。
最近では、呼吸をするのすら下手になってきてしまっています。
どれくらいの量吸って、吐いてをしなくてはならないのか、分からないのです。
頑張って深呼吸をしようとしても、息が震えるばかりで……（汗）
しんどいです。

伝える勇気

私みたいな例でも、そうでなくても、辛いと思ったら、家族や、信頼できる人、心療内
科等の病院に、伝えてみましょう。
私も、伝えるのが怖かったんです。
だけど、一人で抱え込んでずっと辛いよりも、誰かに伝えて、一緒に対処法を考えても
らえたほうがいいです。
ぜったい！！です。

12 私は、正義感がとても強いのです。

昔から正義感が強かった

私は、幼稚園に入ってから、弱い者いじめを見逃せず、いじめられている子をよく助けていました。
あまり覚えていませんが、私は女の子から（男の子からも）すごく人気があったようです。
ですが、卒園式の時、あまり話したことのない女の子に、
「今までありがとう！！ 私のこと、〈絶対に〉忘れないでね！！」
と言われた時は、さすがに戸惑いましたけど（笑）

正義感のせいで

私は、この強すぎる正義感のせいで、よくいじめにあっていました。
私の存在がうざかったのでしょう、自分では気づきませんでしたが、敵として見られ、いじめられることはよくあったようです。
小学2年のころ、幼稚園の同窓会があった時も、ほとんどひとりぼっちでした。

最近は

最近でも、その強い正義感は健在で、悪いことは許せない！ という感じなのですが、
今はその正義感を押し殺して、生活しています……。
と思ったら、私の弟にも強すぎる正義感さんがいらっしゃるようで……。
なだめるのが大変です。
というよりも、すごく心配です。

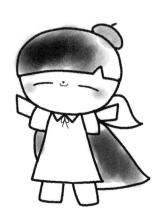

13 私は、とても心配性です。

迷子

私は、本当に小さかったころから、迷子になるのがすごくすごく怖くて、心配で、母から離れて歩くことはしませんでした。

いまだにそうです（汗）

弟はよく迷子になっていたので、そのたびに私は両親よりも弟を心配して、パニックになっていました。

今でも、広い建物に出掛ける前には、弟に、

「キッズケータイ持った！？」

と確認します（笑）

暗くなってからのお出掛け

私は、暗くなってからは出掛けません！（基本は）

ですが、やむを得ない理由で母が一人で出掛ける時には、必ず携帯電話を持たせます。

母は能天気に、

「えー、大丈夫だよ」

と言いますが、暗くなってから何かあると大変なので、『必ず』携帯電話を持たせます。

遺伝？

私の父もかなり心配性なので、予定の時間に必ず、何があっても間に合うように、大体30分くらいは余裕を持たせて出掛けます。

私も同じです。

ですが、母は能天気に、

「着くには早すぎるよ！」

と言いますが、似てしまったのだから仕方ないじゃないですか。

14 私の中でイメージが、ひとりでに 出てきて、ひとりでに消えていきます。

パッと出て、スッと消える

私の頭の中で、思い出だったり、アイデアだったりが、新幹線のように、パッと出て、スッと消えることがあります。
そんな時、私がそれを思い出すのに集中できる場合、頑張って思い出します。
思い出せると、心のもやもやが晴れたような感覚になります。
ただ、思い出すのに集中できない場合（会話の途中など）であると、どうしても思い出せないのです。
『パッと出ている』時間は、本当に刹那のようなもので、なんだったのか分からないことが多いです。

重石のついた縄

私は、こうして自分のことを文に綴るようになってから、パッと出てきたアイデアを、忘れたまま、頑張ってそれに極限まで近づけて書く、ということができるようになっていきました。
とても重い重石のついた縄を、一心不乱に引っ張っている感じです。
それだけでとても疲れますが、納得のいくものが書けた時は、とっても嬉しいです。

大切なアイデア

昔は、すぐに思い出せたアイデアが、今では思い出せない。
なので私は、とりあえず思いついたらどこかに残しておくようにしています。
それでも、
「あれ、何このメモ。思い出せないな……」
となってしまいます。
そしたら、もうダメです。
そのアイデアは、所詮その程度の物だった、ということなので。
ちょっと悲しいですけど。

15　私は、今の日本の学校に、疑問を感じています。

私が感じたこと

私は、小学4年ごろにいじめにあい、不登校となりました。
しかし、毎週家に担任の先生が、プリントを届けに来た帰り際に、
「で～、いつ学校には来られるのかな？」
と言ってくることがとても辛かったんです。
なので担任が変わった時には、
「家には来ないでください（ビシッ）」
と母に言ってもらい、それはなくなったのですが……。
中学に入学、転校し、新しい学校の、教室に入りづらい生徒たちのための部屋に通い始めた私は、「不登校」の現実を知ります。
頑張ってその部屋へ通い始めても、通常の授業に来い、と担任などの先生たちに強く言われ、結局通えなくなってしまう生徒さんが多いのです。

つまりは

もちろん、なぜ「義務教育」という制度ができたかは知っています。
ですが、今、学校に通うことが『当たり前』となってしまって、"学校"や、"先生"という存在に苦しめられてしまっている人が多いのが現状だと、私は思います。
もちろん、学校は必要ですし、勉強も大事です。
でも、それだけじゃありません。
ほかの勉強の仕方だってあると思うんです。
私は今、学校にもあまり通えていませんし、家で勉強も、あまりできていません。
ですが、色々な、社会で必要なことを、学ぼうとしています。
古い考えの大人たちは、"学校に通うこと"や"教室で学ぶこと"の大切さだけにとらわれてしまっていますが、それだけでは、苦しい思いをする人が増えていってしまいます。
その人その人の、『長所』を伸ばし、『短所』を一緒に考えていく。
それが、今の学校で、一番大切なことなのではないでしょうか？

16　私の好きなこと

料理、お菓子作り

がさつなので、グラムとか、ccとか、計りません。
計っても、「計量スプーン山盛りぃ！　ふぅー！」とか、「あれー？　この目盛りはなん
だぁ？」みたいな感じです。
クッキーを作った時なんかは、毎回味が違うらしいです。
でも、美味しく作れた時は達成感があるし、家族に「美味しい」と言ってもらえると、
すごく嬉しいです。

お話を書くこと

これは、とても楽しくて好きです。
小学5年のころから書き始め、今では、ノート7冊分書き終わりました！
最近ではあまり読む機会もなくなってきましたが、たまに読み返すと、幸せな気持ちに
なるとともに、進化していくお話に、感動します。
進化の過程で言うと、
①劇の台本
②普通のお話
③詩
④絵本
となっていき、今では①〜④までのすべてを、すこしずつ磨いていっています。

お絵かき

絵本を描くところから始まったお絵かきですが、最近は、
小さいいとこたちと一緒にお絵かきするのが大好きです。

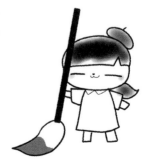

17　私の嫌いな言葉

嫌いな言葉①

私は、「しょうがない」という言葉が嫌いでした。
昔からよく言われていた言葉だったので、早々に嫌いな言葉第1位にランクインしました。
私は自信家だったので、
「しょうがないわけないじゃない。私は何でもできるから！」
と考えていたのだと思います。
まぁ、しょうがないものはしょうがないですもんね。
今でもたまに言われますが、自分の気持ちを抑えて、
「そうだよね」
と言うようにしています。

嫌いな言葉②

これは、嫌いと言うよりも疑問を感じている言葉なのですが、
「頑張って！」
という言葉を、私たちはよく口にします。
ですが、この言葉は命令形です。
私は、小学校卒業の時に、
「中学校でも頑張って！」
と、色んな人に言われました。
今でもその言葉は、私の心に重くのしかかっています。
一人だけ、小学校卒業の時に、
「あなたは無理して強がる子だから、『休んじゃダメ』とか思ってないかしら。
ほどほどに、本当の自分の気持ちに素直にね。あなたなら大丈夫だから」
と言ってくださった（正確には、手紙に書いてくださった）方がいました。
お元気でしょうか？
私が「頑張って」と言いたい時には、
「無理しない程度に、頑張りすぎないくらいに頑張ってね！」
と言います（笑）

18　私は、とても採血が怖いのです。

なぜ怖いのか

私は注射や採血などを病院でやってもらう時、体がきゅっと縮むような恐怖感に襲われます。

それはなぜかというと、「普段ではあり得ない場所から、何らかの『物体』が体内に入ってきている……！」という恐怖です。

それに昔、病院の先生がアレルギー検査のために採血してくれようとしていたのですが、私の血管が細いのと、その先生が慣れてなかったのもあって、私が痛い思いをしただけで、血が採れなかったことがあったんです。

私はたまに貧血を起こすので、病院で採血して検査してもらう機会があったのですが、その時は母を通して、

「ちょっと採血が苦手なんです」

と言ってもらい、採血の上手な先生に採血をお願いしました。

それでも怖かったですけど（汗）

でも今は！

今は貧血さえ起こさなければ、子供のうちに受ける予防接種は、すべて受けましたし、注射・採血の機会が訪れることはない（はず）なのです……！

やったー！

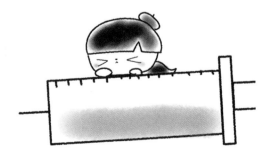

19 私の中の二人の私

躁うつ状態

私の場合、空が明るいうちは気持ちも明るいのですが、空が暗くなると一転、死にたくなったり、自己嫌悪に陥ったりします。
「何も辛いことはないはずなのに、こんなに苦しんでいる自分が嫌い」
という感じで、どんどん生きているのが嫌になります。
自分が辛いのを、「もっと辛い思いをしている人に申し訳ない」と思って、しばらくの間辛さを押し込めていました。
ですが母に、
「最近、あんた鬱（うつ）っぽいよね」
と言われ、納得。
調べていくうちに、「躁うつ病（双極性障害）」というものに行きつきます。
その症状が、私の症状とかなり一致（食欲だけはなくなりませんでしたが）。
「あ、病気のせいだったんだ」
と思ったら、気が楽になった感じがしました。
病気だったら辛くてもおかしくないし、名前がついたことでほかの人（大人）にも話しやすくなりました。
まぁ、良かったのかな、と思います。

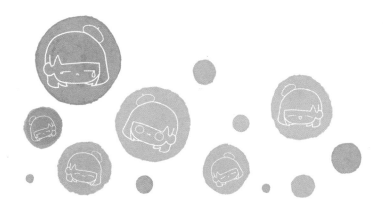

明るい私と暗い私

明るい私は、何か予定が入っていないと落ち着かず、ずっとおしゃべりしています。

暗い私は、「自分なんてこの世に必要ないんじゃないか」と考え、ずっと辛い思いをしています。

明るい私が昼に頑張りすぎると、その反動で、夜、暗い私が苦しく、辛くなります。

でも、明るい私はそんなこと気にしないので、とっても頑張って活動的に動きます。

するとやはり、暗い私に苦しみが襲ってきます。

ですがこういう風に自分の辛さをこうして文章に書けるのは暗い私で、自分じゃない誰かのお話を書けるのは明るい私なので、この紙の上で、二人に仲良くなってほしいです。

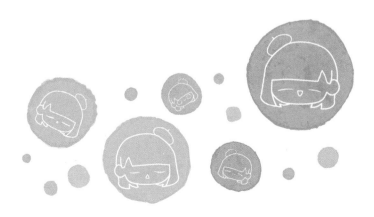

私が不登校になった時

私：次は……不登校になった時のことかな。

母：なったというより、あなたの話を聞いて、学校の対応を見て、この
　　ままここ（学校）にあなたを通わせているのは、あなたのためには
　　絶対ならないと思ったので、学校に、「行かなくていい」と言った
　　のよね。
　　今の状態であなたが学校に行って、得することは何もないと思った
　　ので、行かなくていいと……。

私：学校に行かなくていいと言われ、家でずっとパソコンいじってて、
　　勉強も何もしなくなって……。

母：心も閉ざしちゃったんだなー、その時に。

私：何も話さなくなったね。

母：表情がなくなったのは怖かったなー。
　　よく笑う人だったのが、まぁ無表情になり、「誰にも心を開いてな
　　いな」って、ホントに閉じこもっちゃったのが分かりました。

私：その時の記憶が、私にはないわけですよ。

母：でも、忘れられるのは大事な事なのかもしれない。前に進むために。
　　それだけ辛かったんだろうな、って。
　　毎日のように耳鳴りだったりめまいだったり……。体調的にも、身
　　体が「もう無理だよー！」サインをいっぱいいっぱい出してたから、
　　その状態で（学校に）行くっていう判断は、しなくて良かったな、
　　と思ってますね。

とりあえず、あなたの、身体と心を守るために、「行かない」っていう選択しかなかったし、相手を責めても、犯人探しをしても、好転するとは思えなかった。

私：でも、先生たちは犯人探しをしようとしてた。

母：そう思うよ。そりゃ、やられた人がいればやった人はいるわけだし、っていうところは、教育の現場ではあり得ることなんだけれども、あなたのことを思えば、犯人探しをして、その子が先生に責められたり、親に伝えられてまた責められたり、っていうことが学校の中で起こり、そこにあなたを連れていくことが、その、いじめられてた状況が良くなるとはとても思えなかった。

私：確かに、先生たちに言われたのは、学校に行って、相談室で、犯人探しをするってことだった。
　　でもそれは、ホントに嫌だった。

母：そうだよね。

私：そして私は、サポート校に通うことになったんだよね。

不思議の国のアリスの物語の中で

誕生日じゃない日を祝い続ける帽子屋の役を演じた僕が
アリス役の女の子に誕生日を祝ってもらった話。

「はい！　今日も無事に絵本が閉じられたので、僕らの仕事は終
わりです！」
と、白うさぎが言う。

「誕生日じゃない日、おめでとう！」
「ハッピーアンバースデー！」
帽子屋の僕と、三月うさぎが言う。

「帽子屋さん……」
アリスがこちらにやってくる。

「あぁ、アリス。どうしたんだ？」

僕が言うと、アリスは、

「帽子屋さん、お誕生日、おめでとう！」

「え、それは、この世界ではだめなんじゃ――――」

「「「「「「帽子屋さん！お誕生日おめでとう！」」」」」」

白うさぎも、
双子のディーとダムも、
三月うさぎも、
チェシャ猫も、
アリスも。

みんなが僕の誕生日を祝ってくれている。

僕は嬉し涙を流しながら、
「みんなも、誕生日じゃない日、おめでとう！」

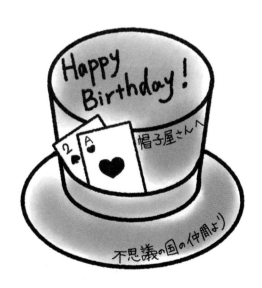

20 私は、いつだって、『特別』でいたいのです。

共感

私は、共感するのが好きですが、共感されるのが苦手です。
なぜかというと、自分が『特別』でいたいからです。
例えば、
「私もそうだよ」
と、軽い感じで言われてしまうと、
「じゃあ私は何なの？」
と思ってしまいます。
自分を見失うのが怖いのだと思います。
自分は"ここ"にいるのに……。
自分でもバカだと思います。
だけど、『特別扱い』されると嬉しいし、簡単に『共感』されるとむかつくし……。
何なんですかね？　自分。

辛い時

私を慰める時は、
「私もそうだったよ」
とは、あまり言わないほうがいいです。
私は特別でいたいと思ってしまうから、私を慰める時には、
「私もそうだったよ」
の後に、
「辛いよね。でも、いつか楽になるから大丈夫だよ」
と続けてください。
そしたら、少し、気持ちが楽になります。

きっと

きっと、子供から大人まで、みんな特別でいたいですよね。
私は、それが強すぎるだけだと思います。
困りものではありますけどね……（汗）

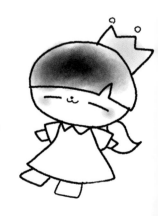

21 私は小学生の時、いじめられていたことがあります。

私が伝えておきたいこと

まず、これを読んでいる皆さんに伝えておきたいのは、
「これは過去の出来事で、私自身が『いじめの内容など』を、"全く覚えていない"」
ということです。

みんな敵だった

いじめられていた時のことは覚えていませんが、その後、不登校になりだした時のことは、少し、覚えています。
その時は、誰も信じられず、一人ぼっちでした。
学校にいる人は、みんな敵だと思っていましたし、学校なんてないほうがいいと思いました。
そんな時、母が、
「無理して学校に行くことはないよ。辛かったんだね。私は、あなたの味方だよ」
と言ってくれたのを、よく覚えています。
母は、学校に乗り込んで行き、先生たちに、私が辛かったことをたくさん伝えてくれました。
母も辛かったと思いますが、本当に感謝しています。

心の傷

私がいじめられた時に負った心の傷は、今でも癒えていません。
ですが、少しずつ忘れていっているのだと思います。
いじめは、あってはならないことなのに、なくなりません。
だからこそ、いじめられた子や、いじめていた子にも、心のケアが必要です。
まずは、何でも話せる味方を作ることです。
そうすれば、少しずつでもいじめの起こった理由が分かっていくんじゃないですかね。
いじめは、大人からは分かりづらい問題です。
だから、子供たちの勇気が必要です。
もちろん、いじめを自ら止めに行くのは危険です。
なので、『大人に話す』勇気が必要なのです。

22 私はよく、音楽が耳に残って離れないことがあります。

どんな音楽が残るのか

私の耳に残りやすいのは、『嫌いな音楽』です。
ＣＭソングや、歌番組で流れた歌、などなど、『嫌いな音楽』が、耳に残って離れない
うえに、いつの間にか口ずさんでいることがあります。
私がその曲を好きなのだ、と思われることもありますが、それは違います。
私は嫌いな音楽が耳に残って、離れないだけなのです。
どうしたら伝わるのでしょうか。

好きな歌

嫌いな音楽が耳に残ると、私は嫌いな音楽を口ずさんでしまうので、最近では、好きな
歌をイヤホンで流しながら、その歌を歌うようにしています。
そうすれば、嫌いな歌を歌うことはないし、好きな歌が歌えるので、楽しいです。
今までは、「恥ずかしいから」と思って家の中で歌うことは控えていました。
ですが、家の中で歌うことが今は楽しくて仕方ないのです。
家族のみんな、うるさいとは思いますが、歌わせてください。
ストレス発散です！

作業中は

こうして文章を書いている時にも、音楽を聴いています。
何か音楽がないと空気に寂しさがあります。
なので、音楽を聴くのですが、その音楽に頭が支配されてしまうと、何の文章も考えら
れなくなってしまうので、音量を調節したり、作業用の音楽を聴いたりすることで、何
とか、作業を最短時間で終了させます！

23 私は、手紙の素晴らしさを、
皆さんに知ってもらいたいのです。

手紙

私は、よく手紙を書きます。
始まりは、祖母に、
「これからは、お手紙のやり取りができたらいいね」
と言われたところからです。
ですが私は、レターセットを持っておらず、手紙の書き方も知らず、ほとんど手紙を書くことはありませんでした。
ですが、手紙を書くようになって、今のレターセットのかわいらしさに感動！
そして、手紙を出して返事が来るまでの間のワクワクの、トリコになってしまったのです。

だけど

友達に手紙を出しても、メールで返事が来る……、しかも、「手紙はやりにくいから、メールで連絡してほしい」と言われてしまいました。
「あぁ、そうなのか……。そんな時代なのか……」
と落胆。
ですが、私は、手紙を書きます。
私と手紙のやり取りをしてくださっている方は、3名、いらっしゃいます。
大人がほとんどですが、同い年の女の子と、手紙をきっかけに仲良くなったこともあります。

手紙の良いところ

自分の書いた文字で、自分の思いを伝える。
もちろん、メールでやり取りしたほうが良い内容（急ぎの内容）などもあると思いますが……。
時間をかけて、一文字一文字に思いを込めて、綴る手紙というのは、一生の宝になり得ると思います。
それってとっても素敵なことだと思いませんか？
辛い時に読み返したり、嬉しいことがあった時に相手を思い浮かべて書いてみたり。
私は、手紙というものが、大好きなのです。

24　私は、「トラウマ」という言葉をよく使います。

本当は

私は、「トラウマ」という言葉をよく使うのですが、本当はこの言葉はあまり好きではありません。
ではなぜ使っているのかということになりますが、私は、『過去にとらわれやすい』のだと思います。
強く残っている記憶にとらわれてしまって、それが、「トラウマ」という言葉になるのです。

強く残っているのは

私のアタマに残りやすいのは、失敗の記憶が多いのですが、恐怖の記憶も残りやすいので、まだ私が小さかったころに、失敗したことや、怖かったことを、いまだに、ふと、思い出すことがあります。
ですが人間の記憶には、「塗り替え」というものが存在します。
当時のことをあまり覚えていなくても、周りの人に、
「あの時はああだったよね」
と言われ続けてしまうと、記憶が塗り替えられてしまい、
『あの時はああだった』
と、それが本当に自分の感じたことでなくても、そう思い出し続けることになってしまうのです。
別にそれ自体は悪いことではないと思うのですが、私はそれが強く残りすぎてしまい、その記憶を思い出した時に、塗り替えられた恐怖の感情が、鮮明な感情として、私に襲いかかってくるのです。

「トラウマ」ではなく

私は楽しかった記憶を覚えておくのが苦手なので、それを思い出すことができません。
ですが私は、ふとした瞬間、思い出す記憶を、「楽しかった」記憶にしたいのです。
どうしたらできますかねぇ？

25 私は『アリス』になって、不思議の国へ行きたいのです。

アリス

不思議の国のアリス。
私が初めて書いた（パロディの）お話です。
なぜそれを書くことになったかは、簡単に説明すると、
「劇を作ろう！」
「何の劇？」
「じゃあアリスがいい！」
という流れから、私が台本として、パロディを書きました。

なぜアリス？

きっと私は、アリスと不思議の国に憧れていたのだと思います。
純粋な心を持ち、思ったことをズバッと言えるアリス。
「正しい」ことなんて一つもなくて、素敵だけどとっても不思議な不思議の国。
私はその両方に憧れていて、いつかアリスになって、不思議の国へ行きたいな～、なんて思うのです。

おとぎ話

おとぎ話なんてたくさんあって、アリスの物語はその一つでしかないのです。
シンデレラになって、王子様と結婚？
白雪姫になって、王子様とキス？
それらのお話もとても好きですが、「不思議の国のアリス」は、飛び抜けて大好きです！
だけど、最後、「不思議の国は夢の世界でした」ちゃんちゃん。
というのは納得がいきません。
だから私は、続きが書きたいのです。
まぁ、書きましたけど（笑）

26 私の中には、何人もの「誰か」がいるようで。

「誰か」

例えば私が『辛い』『苦しい』と思っている時には、
私「辛い。苦しい」
誰か1「この子かわいそう」
誰か2「かわいそうなんて偉そうに。自分のことが大好きなだけでしょ」
誰か3「何なのこの人たち。うるさい」
と、心の中で何人もの「誰か」が、それぞれがそれぞれに勝手なことを話しています。

私は

私がこうして文章を書く時は、心の中から、誰かたちの言っていることを引っ張り出して書いています。
ですが、「誰か」は「私」ではないのです。
とても不思議です。
不思議で仕方ありません。

辛い時

私は辛い時、「苦しい」とよく思いますが、苦しい自分をさらに苦しめているのは、その、「誰か」たちなのです。
自分の中の「誰か」が、苦しむ私を責め立てます。
もういっそのこと、「誰か」たち全員がこの現実世界へ出てきて、それぞれ文章を書いてくれませんかねぇ？
私みたいに、ね！

27 私にとっての「家族」という存在

母

私の母は、とても優しく、とても強く、そしてとても泣き虫です。
「あなたが泣くと、私まで悲しくなるよ」
と言ってくれるほど、私のことを愛してくれています。
私は相当なマザコンなので、母が辛そうにしている時や、疲れて眠っている時は、私が率先してご飯を作って、
「ご飯できたよ～！」
と起こしに行くのがひそかな楽しみになっています。

父

私の父は、とても無口で、なかなか会話が続きません。
ですが、そんな父が笑ってくれた時には、私まですごく嬉しくなります。
なかなか笑ってくれませんが、なんとなく笑いのツボが分かってきました……。
ヒヒヒ……。

弟

私には三歳差の弟がいます。
可愛いです。可愛くて仕方ないです。本当に可愛いんです。
でも最近、反抗期なのか、あんまり構ってくれないんです。
反抗期だけど、たまーに甘えてきてくれることがあります。
可愛いです。

家族

私にとって家族は、かけがえのない宝物なのです。
三人とも、大好きです！

28　私は私が大っ嫌いです。

嫌いなわけ

私が自分を嫌いなのは、自己肯定感が極端に低いからだと思います。
ちょっとのミスで、自分が許せなくなったり。
調子に乗った自分を見て、怖くなったり。
とにかく自分が嫌いです。
うつ状態の時は、何に関してもマイナスな方向へ考えてしまうので、
「自分なんかいなきゃいいのに……」
と、苦しくなります。

自分を肯定してくれる人

私が、「自分が嫌い」と言うと、私の母は、
「どんなとこが嫌いなの！　嫌いな理由全部否定してあげるから、全部言ってみなさい！」
と言って、私が自分を嫌いな理由を言うと、本当にすべて論破されました（笑）
母は、私が苦しい時、
「大好きだよ。あなたがいないと私は困るんだからね」
と言ってくれて、私のことをとても「肯定」してくれます。

唯一好きな自分

「自分自身」はなかなか好きになれませんが、私は、自分の書いたお話が大好きです。
「こんな素敵なものが作れるなら、自分もそんな悪いやつじゃないのかな」
と思えます。
お話を書けなかった時期は、好きになれる自分がいなくてすごく辛かったです。
だけどまた、お話を書けるようになったので、ちょっとずつでも、自分を好きになれたらいいな、と思っています。

29 私はとても飽きっぽいのです。

今までにやってきたこと

編み物をしたり、毎日父宛にアザラシをかいたり、絵本を描いて賞に応募したり、アニメを見たり、四コマ漫画を描いたり……。
もう数えきれないほど（覚えてないだけです〔汗〕）のことを
始めてはやめて、それをずっと繰り返してきました。

それは『居場所』にも

私の特性として、熱しやすく冷めやすいところがあるので、沼にはまると、とことんはまります。
母が頑張って探してきてくれた『居場所』も、一度行くと、一週間から一か月くらいは
「楽しかった」「今日も楽しかった」「今日もすごく楽しかった」
と、続けて通うのですが、一か月程経った時、突然、ぱったり行かなくなります。
行かなくなってから、その居場所の苦手なところや、嫌だったところを、ぽつぽつ、思い出しながら話し出します。

ずっと続いていること

私が飽きずに、ずっと続けていることは、YouTube で動画を観ることと、クッキーを作ること、あと、母を心配することです！
ちなみに私は、自分で作ったにもかかわらず、クッキーは食べません。
母の餌付けのためだけにクッキーを作ります。

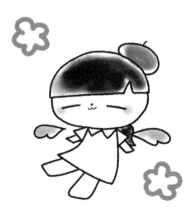

最悪だった反抗期

私：次は、反抗期についてだね。いや反抗期……。ひどかったよね（笑）

母：闇だね（笑）

私：小学校……5年くらいからか？

母：サポート校で友達ができる前だね……。

　　習い事も、学校も、サポート校も行かなくなって、そんな状態をママは誰にも相談できなくって……。だから、どうしていいか分からない状態、手探りで、とにかくサポート校に連れて行かなきゃとか、こうあらなければならない、世の中の、普通と呼ばれる人たちがする、通学だったり、習い事だったり、いろんなことに対して、「なんでできないのか」まで考えが及ばなかったんだよね。

私：お互いに反抗し合ってたよね。

母：そうそう。お互いを知ろうとせずに自分たちの主張だけをしていたから……。まぁぶつかったよね。

私：すごいぶつかったねー。

母：ほんとにアザが絶えない、暗黒の時代だね。

私：どこも行きたくなかったね。家の中にずっとこもってた……。けど、塾とかも通い始めたよね。

母：それは6年生からだね。進学フェア？　みたいなのに行っちゃったもんだから、パパとあなたが二人で盛り上がっちゃって、受験をしたいと言い始め……『向かないと思う』っていう私の声は二人には届かず……でも、実際に塾の送り迎えをするのは私だし……反対はしたんだけどね……。

私：受験をしたかった理由として、通っていた小学校のすぐ近くに中学校があったんだけど、友達がみんなそこに行くと言っていて、でも小学校の時の友達と一緒の学校に行くのは嫌だったから、「そしたら受験するしかない」と。で、受験するために6年生から塾に行って……。

母：短期決戦型の人だから、1年ももたなかったけどね……。学校行ってなかったし、ちゃんと授業受けてたわけじゃないから、そこら辺のサポートもしてほしいってお願いいしたし、もちろん受験勉強も教えてほしいって言ったから、かなり大変だったと思うけど、不思議なことにあなたは模試とか試験とかが大好きだったからね。

私：できるから楽しいじゃん。私は、受験とか模試とかはやる気が出て、「よーし、解いてやる！」って意気込んで、問題解き終わって周りを見た時に、みんなまだ終わってなくて、「よし私はもうできてる！」って思いながら見直しをしたりとか……それがね、すごく楽しかったの。

母：んー、負けず嫌いだからね……。だから、合格しましたねー。

私：合格……しました。合格しました。合格……。

母：大したもんです。

私：あの勉強があって、小学校の勉強は取り戻した。

母：私もサポート頑張りました！

私：その節はどうも、ご迷惑をおかけしてすいませんでした……。

母：迷惑だとは思ってないけどね（笑）

エピソード③　魔法使いの恋

魔法使いは恋をした。

相手は、敵対する国の、王子様。
しかもその王子様は婚約が決まっていて……。

〈あぁ、どうしよう〉
〈恋をしてしまった〉
〈私は魔法で何でもできる〉
〈でも彼には〉
〈私なんかの悪い魔法は使っちゃだめだ〉

魔法使いは泣いた。
泣き疲れて眠った彼女は、夢を見た。
王子様と一緒に笑っている夢を。

〈私はこの夢を〉

〈叶えられない〉

王子様とお姫様の結婚式の日。

魔法使いは二人を眺めながら、ふたつ、魔法をかけた。

ひとつめ。
『王子様とお姫様がずっと幸せでいられる魔法』

ふたつめは……。

『ずっと王子様のことを好きでいられる魔法』

少し悲しいけど、魔法使いの少女は。

ずっと幸せだったらしいよ？

30 私は、ヒーローが好きです。

きっかけ

私がヒーローを好きになったのは、父がヒーローもののドラマを欠かさず録画するようになった、幼稚園生くらいのころからです。

そのころは、私より父・弟のほうがヒーローものを好きだったのですが、私が小学校高学年になったくらいのころから、弟と私の立場が逆転しました。変身前のヒーローのお兄さんのかっこよさによって、私もヒーローものが「大」のつくほど好きになったのです。

ヒーローの物語

私は、よく、ヒーローを題材とした物語を書きます。

変身はできませんけど、映像にしてもらったこともあります。

ワークショップで映像にしたのですが、結局「ヒーロー」ではなく、「いじめ」が題材となってしまい、私は悲しかったです。

私がヒーローだったなら

私はよく、辛い時に、

「あぁ、かっこいいヒーローが助けに来てくれないかなぁ……」

と思っていました。

ですが、私がヒーローになったら、人を救う勇気も人を救える力もないなぁ……と思います。

でも、私がヒーローだったなら、あの時、いじめっ子たちから、自分も、友だちも救えたのかなぁ、と、過去を振り返ってしまいます。

だけどやっぱり怖いや！　無理ですね！　ハハッ！

31 私は、「自分がもしこの世界にいなかったら」を考えます。

もし自分がいなかったら

私の弟は一人っ子で、もっと男の子らしい遊びをしていたかもしれません。
でも私がいなかったら、彼の面倒を誰が見るのでしょう？
誰が彼と、母の日父の日に、プレゼントを作ってあげられるでしょう？
私の母はとても傷つきやすく、それでいて泣き虫です。
もしかしたら、彼女は一人で泣いていたかもしれません。
そしたら、誰が彼女の手伝いができるでしょう？
彼女が辛い時、ご飯を作ったり、洗い物をしたり、弟を寝かしつけたり、誰ができるでしょう？
私の父は無口で、家族とのコミュニケーションが得意ではありません。
もしかしたら、今ごろ、母と喧嘩をして、別れていたかもしれません。
そしたら、誰が家族を繋ぎとめられるでしょう？
彼の思いをくみ取って、一緒に家族で話せる場を作れるのは、誰でしょう？

そう考える理由

私は、自分が嫌いです。
だから、
「自分がいなくても、世界は普通に動くのかなぁ」
と思うのです。
そして考えます。
初めから私のいない世界を。

今

すべて、私がいるから、今の家族があるのです。
と言うと、ナルシストのように聞こえてしまいますが……。
でもそう考えていると、私は幸せなのです。
だって、必要とされる、って、とっても大切なことですもん。
私を必要としてくれる人がいるから、家族がいるから、
私は生きられるのです。
それも、幸せいっぱいで。

32　私はとても母に似ています。

どんなところが似ているか

見た目もそうですが、気が強いところ、優しいところ（自分で言うか！）、子供が好きなところ……。
あとは、雰囲気なんですかね？
母と二人でいると、よく、「そっくりですね！」と言われます。
私はその度に、嬉しく思っています。

私は

私は、もともと引っ込み思案で、人と話すことがあまり得意ではなかったのですが、母のまねをして、お店の店員さんと話しているうちに、引っ込み思案が治ったのです。
私は、母をとても尊敬しています。
できないことも多いけど、私と弟（怪獣兄弟）のお世話をしたり、悩みを聞いたり、助けてあげたりできるのは、母しかいません。
私が、
「私が一番尊敬してるのは、ママだよ」
と、母に伝えたところ、
「目標が低すぎるよ！」
と言われました（泣）

母の尊敬するところ

①優しい！
②料理が上手い！
③私のことをいつも気にかけてくれる！
④私と弟、二人に、ちゃんと愛を注いでくれる！

母へ

あなたはいつも、私は素敵な女の子だ、優しい子だ、素晴らしい子だと言いますが、私をこんな風に育ててくれたのは、あなたです。
あなたがたくさんの愛で育ててくれたから、私はこうしていい子になれました。
本当に感謝しているし、尊敬してます。
今までありがとう、これからもよろしく！

33 発達障害な私の、罪悪感と不安

罪悪感

私は、軽度の発達障害（自閉症アスペルガー）であるとともに、感情の波がとても激しく、自分を抑えきれず、家族に、学校の愚痴や誰かの悪口を言ってしまうことがあります。

私の母は、そういうものが苦手で、ほかの部屋へ避難するので、どうしても、父や弟に言葉のトゲが向かってしまいます。

父は仕事で、弟は学校で、それぞれ辛いことがあるのに、黙って聞いてくれます。

弟は、私の頭を撫でてくれたりします。

そんな優しい人たちに、私のことで心配を掛けたくないし、苦しい思いもさせたくありません。

でも、私の辛さも誰かに分かってほしいのです。

天秤で釣り合いが取れずに、私はまた、愚痴を吐き出してしまいます。

罪悪感で苦しくなってしまいます。

不安

私は現在、中学2年生なのですが、人生に不安を感じています。

それはなぜかと言うと、今後待ち構える、様々な困難が、怖くて仕方ないのです。

私は今までに、いろんな困難に出合ってきました。

今後、同じようなことが、いつ起こるか分からないのです。中学卒業は決まっていても、どこの高校に進学するか、大学は行くのか、就職できるのか、など、たくさんの不安が、今の私に一度に襲ってきます。

そのせいで、首を絞められているような苦しさがよく起こるのです。

でも私は、「正しい選択」ではなく、「幸せになれる選択」をしたいと、思っています。

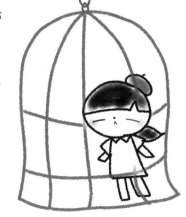

34 私は雨が嫌いです。

雨が降ると

私は、雨が降ると、極端に元気がなくなります。
気分も晴れませんし、とても落ち込みます。
気圧の変化に弱いのかもしれません。
ですが私は、「いつもと違う」ということに敏感なので、それによって恐怖を感じているのかもしれません。

雨の香り

雨が降っている時や、その前後には、「雨の香り」がするのです。
雨の香りは、どこか懐かしく、どこか新しい、記憶と結びつく感じがするのです。
優しい感じのする記憶です。
私は雨が嫌いですが、雨の香りには、ワクワクできるので、好きです。

雨粒を浴びる

私は、小学校低学年くらいのころ（まだちゃんと学校に通っていたころ）に、傘を持っているのにもかかわらず、雨にびしゃびしゃに濡れて下校することがありました。
自然のシャワーを浴びているみたいで、面白かったです。
今はもうやりません。
風邪引いちゃうじゃないですか。

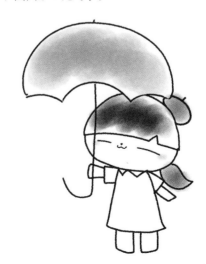

35 私には、逃げ癖がついてしまいました。

逃げ癖がついてしまったきっかけ

私は、小学校３年の時にいじめにあいました。
それを母に告白した時、母は、
「そんな思いしてまで学校に行かなくてもいいよ」
「逃げてもいいんだよ」
と、言ってくれました。
ですが、『逃げてもいい』が『逃げたほうがいい』に変わってしまったのです。
それからすこしずつ、逃げ癖がついていきました。

逃げてきたこと

私が今まで逃げてきたのは、人と接すること、でした。
学校、居場所、家の中でもそうでした。
私と弟がケンカをした時、両親が話しかけても、私は自分の部屋に逃げるばかりでした。
自分の部屋に逃げて、本を読み、その中の架空の世界に逃げていました。

今

今でも私は嫌なことから逃げることがあります。
ですが、『挑戦』することを覚えました。
学校でも、自分の気持ちを伝える、という、挑戦をしています。
これは私にとっては、とても難しいことなのですが、自分を分かってもらうのは、大切なことだ、と思ったので、挑戦することにしています。
大きなことでなくても、挑戦するのは大事なことだと思います。

36　私の感覚は、どこにあるのでしょうか。

客観的に

私は、自分の感じていること、感覚を、客観的にしか見られない節があります。
自分の顔の前あたりから、自分の感覚を『見ている』感じなのです。
暑さ、寒さ、痛み、味、におい……そのすべてを、自分のこととして感じられないのです。
意識が別の所に飛んで行ってしまって、身体と繋がっていないのです。

具体的に

具体的な例で言うと、
①室内なのに厚着をして、汗をかいているのに気がつかない。
②夜、寒いのに気がつかない。
③味が分からない。
④痛いのに気がつかない。
などです。

本当は

本当は、具体的な例だけでは分かってもらえない感覚なので、母なら分かってくれる、
と信じて話してみても、
「うーん」
と、考えて、
「分かんないなぁ……」
と言われます。
それでも私は、分かってほしいのです。
いつか分かってもらえるでしょうか？

37　私はとても、
　　プレッシャーに弱いのです。

ちょっとした一言で

私は、不定期で学校に行くのですが、帰り際に、
「また明日ね」
と言われてしまうと、
「また明日来なくてはいけないのだ」
と自分にプレッシャーをかけてしまい、辛くなって、結局休んでしまうことがよくあります。
以前は、学校へ母に休みの連絡を入れてもらっていたのですが、私は、それすらプレッシャーに感じてしまうので、今は、学校へ相談して、『学校へ行ける時だけ、電話をする』ということにしてもらったので、多少プレッシャーは減りました。

自分で自分に

私は、自分で自分に強いプレッシャーをかけてしまうことが多く、例えば、小学5年生のころ、自分が主役の劇の本番に欠席したことがあります。
欠席の理由は、『起きられなかったから』なのですが、『起きられなかった』理由は、プレッシャーで眠れなくなって夜更かししてしまって、ようやく眠れたころにはもう日付が変わっていて……起きられませんでした。
たくさんの人に迷惑をかけてしまったのですが、皆さん許してくださいました。
他にもたくさん、プレッシャーに負けてしまった例があるのですが……。
もう一つだけ書きます。
私は、将来何になりたいのか、決めなければいけない、という自分の決めつけに日々追われています。
それは、『普通でなければならない』『普通なら、もう決まっていることだ』と、自分で自分にプレッシャーをかけています。
『普通』になるのは、もう無理なのでしょうか？

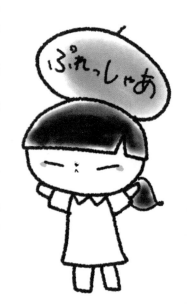

38 発達障害の子への声のかけ方、
私の知っている限りお話しします。

物事の伝え方

まずは、目を見ることです。
しっかりその子が話を聞けることが確認できたら、伝えたいことを"簡潔に"話してください。
それでも理解ができていないようだったら、
「今何て言ったか分からなかったのだけど」
と、その子が言える環境を整えて、それからまた、話してあげてください。
なるべく、最初に言った時の言い方と同じように、話してください。

その子の話・悩みを聞く時

発達障害の子は、自分の気持ちを言葉に変換するのが苦手な子が多いと思います。
なので、急かすことはせず、ゆっくり話を聞いてあげてください。
その子が自己嫌悪に陥っている時、絶対にしてはいけないことが二つあります。
それは、その子の言葉を『否定する』こと、そして、『放り投げる』ことです。
否定されたら、『自分が間違っているんだ』『自分はダメなんだ』と思ってしまいます。
『放り投げる』とは、
「じゃあもういいよ。勝手にして」
という様な、無責任とも取れる言葉のことを指しています。
放り投げられてしまったら、その子は、どうしたら良いか分からなくなってしまうでしょう。
そしてまた、自己嫌悪に陥ってしまうこともあります。
ゆっくり、一言ひとことを大切に、聞いてあげてください。

まとめ

とにかく、広い心で接してあげてください。
それが難しい時は、
「ごめんね、今はちょっと無理なんだ。また話してね」
と言ってあげてください。
大切なこと三つ！
①優しく！　②ゆっくり！　③一言ひとことを大切に！　です！

39 私は、「言葉」に「色」を感じます。

漢字の塗り絵

私は小学生のころ、漢字がたくさん連なっているプリントに、一文字一文字色をつけていく、というのを授業で行ったのですが、その時に私は、「漢字のイメージの色」をそれぞれにつけていっていたのです。
ですが、それを母に話すと、
「え……、そんなの感じたことないよ……」
とドン引きされてしまったので、
「これは普通ではないのかな」
と思うようになりました。

例え

曜日の漢字で例えてみます。
月曜日＝黒色
火曜日＝濃い水色
水曜日＝淡い水色
木曜日＝赤茶色
金曜日＝黄色
土曜日＝黒色
日曜日＝赤色
これは私個人のイメージですが、思い出そうとする度にどこかが変わるので、あまりあてになりません。

友人も

私は、子供のころからこの感覚を持っていたので、母に言われるまで分からなかったの
ですが、この感覚は普通ではないのかな、と感じるようになりました。
ですが、友人に、
「この漢字って何色っぽいかな？」
と聞かれて、私は、それに答えた後、
「私だけではないのだな」
と、安心しました。
言葉や名前から色を連想するのは、とてもおもしろいです。

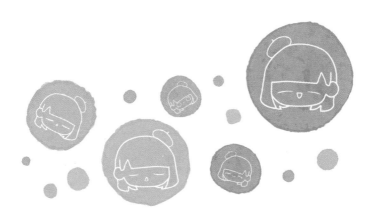

転校について

私：受験して、合格して、学校が合わなくて転校したんだよね。

母：まー、そこもしんどかったけどね。折角受験して受かって通い始めたと思ったら、もう4月中にはダメだったからね……。

私：いや、5月までは通ってたよ。

母：うん、最初はね。

私：でも、結局通えなくなって、転校することになったんですよ。
私立に通っていたのを、地元の中学に通うのは嫌だったから、家からちょっと遠い市内の中学に通うことにして。

母：うん。

私：そこに、教室に通いづらい生徒のためのお部屋があって、そこに通い始めた。

母：2学期からだね。

私：そのお部屋に、優しい先輩方と、優しい先生方がいらっしゃって、とても通いやすかったのですよ。
今でも、ちょこちょこ通っています。

母：そうだね。

私：ただ、中学校2年生になり、なぜか、勉強ができなくなったの
　　ですね。うつ……のせいか、勉強が、全くできなくなってしまった
　　のですよ。だから、『勉強ちょっとできないです』って言ったんだ
　　けど、『いや、勉強はしなさい』みたいな空気感の、お部屋になっ
　　てしまった。そのお部屋に行った時は、勉強。
　　それが嫌だった私は、そこで、お話を書くようになりました。
　　絵本だったり……とりあえず好きなお話を書くようになりました。
　　それが後に、台本となる……。

母：ふふっ……そうだね。

世界のパズル

「世界はね、パズルで出来てるんだよ」
昔の私は言った。

「世界中の一人ひとりが、パズルのピースで」
「世界は、たくさんのピースで出来てるの」

「パズルのピースってでこぼこしてるでしょ」
「へこんでるところが、出来ないこと」
「でっぱってるところが、出来ること」
「人間にあるその両方がないと、」
「世界は成り立たない」

「世界中の人が、でこぼこしてるから」
「人々は、出来ること、出来ないことを補い合って」
「世界は出来てるんだ」

「でもね、『完璧』な人は、ましかくなの」
「だからどこにもはまらない」

「『完璧』になんてならなくていい」
「そんな人どこにもいないから」

「へこんでる部分があってもいいの」
「その部分を、補える人がいる」

「あなたはあなたでいいの」
「あなたがいないと、世界のピースが欠けてしまう」

「この言葉を、『完璧を目指すあなた』に贈る」

——昔の私は偉そうに、そんなことを言っていた。
でも、いいこと言ってる。
『あなたはあなたでいい』
うん。いい言葉だ。
今日も頑張ろう。私。

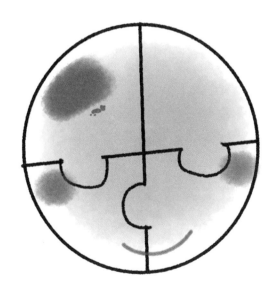

40 私のこころを救った言葉

いつも応援してくれる人

私は、小学生の時に不登校となり、サポート校のようなものに通っていました。

そこには、日替わりでカウンセラーさんが来てくれていたのです。

その時、出会った方に、いつも私の書いたお話を読んでもらっていました。

私が中学生になる時、その方はサポート校からいなくなってしまい、今では、文通、という形でお話ししています。

手紙を送る時、私は大抵、書いたお話を封筒の中に入れて送るのですが、その方からのお手紙には、私の体を気遣う文と、私の書いた文に対するお返事が書いてありました。

手紙に書いてある言葉

私が親友とケンカをした時には、

「後で思い返すと、サイアクな時がすごく意味があったりするものだから、良いも悪いも、どれも大事～くらいに思えるといいよね。なかなか難しいけど……」

と書いてくださったり、私がお話を送ると、

「素敵なお話を送ってくれてありがとう。お話を読むと、少しずつあなた自身の世界も広がって色味も変わってきていることが伝わってきて、そのみずみずしさに、心がうるおっていく気がするよ」

と書いてくださいます。

『発達障害』に悩んだ時

私は、『発達障害』として、これからの人生を歩んでいくのだなぁ、と、少し不安に思っていた時に、その方は、

「『発達障害』は、あなたを表す言葉ではないよね。

『かぜ』とか『ものもらい』があなたを表す言葉ではないのと

同じように。

私から見た、私の知っているあなたは、黒髪がサラサラで目のくりっとした、繊細なのに強がりで時々ガンコになるけど、心や気持ちというものにとても感性の動く、素敵な女の子です。
そして、きっと私の知らないあなた"らしさ"もたくさんあって、そういうあなたの表現するものに、あなた自身も、そして私をはじめとした周りの人も惹きつけられるのだと思うな」
と、書いてくださいました。
私は今でも、その方がくれた言葉の一つひとつに、救われています。
本当に感謝しています。ありがとう。
これからも、私は、この感性を大切にして、生きてゆきます。

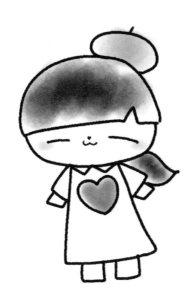

41 私は、ずっと感覚過敏で悩んでいました。

感覚過敏の種類

感覚過敏の種類は、たくさんありますが、私の知っているものは、
①聴覚（大きな音や高い音など）
②触覚（洋服のチクチクする感じなど）
③味覚（小さな味の変化など）
④視覚（もようや色など）
です。
そのうち、私の感じているものは、①と③と④です。

昔から

私は特に、視覚の刺激に弱く、葉脈や木目などがとても苦手でした。
ですが、ずっとそれを感じていたので、『周りのみんなも同じ感覚を持っている』と、思い込んでいました。
『周りと違う』ということに、全く気づいていなかったのです。
自然な話の流れで、母に、
「このもよう嫌だね」
と言ったら、
「え、そう？」
と言われ、私はやっと、『周りと違った』ことに気がつきました。

対処法

聴覚の過敏さは、イヤーマフや、ノイズキャンセリングイヤホンなどで対処することができました。
ですが、味覚と視覚の過敏さの対処法は、まだ手探りです。
一番苦手な視覚の過敏さは、もうどうしようもないのかな、と思うようになりました。
なぜなら、苦手なもようを避けようと目をつむっても、まぶたにまでもようがあるんですもん。
けれど私は、家族と一緒に、感覚過敏の対処法を考えたり、試してみたりして、生きづらいこの世の中で、生きやすい生き方をしたいな、と思っています。

42 私は、電話をするのが苦手です。

自分から電話を掛ける時

マナーの例として、電話を掛けた時には、
『こんにちは、○○さんのお宅でしょうか。私、○○さんのお友達の△△なのですが、
○○さんはいらっしゃいますか?』
という文章を話してから、本題に入ります。
ですが私は、その文章を話す時に焦ってしまって、つっかえながら話すことになってしまいます。
本題に入る時も、何を話さなければいけないのか、分からなくなってしまいます。
なので私は、事前にメモを書いて、それから電話を掛けます。

電話をしている最中

電話で話をしている時に、テレビが点いていたり、話し声などが聞こえてしまうと、注意力が散漫してしまって、何を話していたか、何を言われたかが、分からなくなってしまいます。
以前は、聞いていたふりをして、話を続けようとしていましたが、それはできませんでした。
「え? そうじゃなくて……」
と、相手を困らせてしまうことがよくありました。
今では、
「今、何を話していたんだっけ? もう一度教えて?」
と聞くことができるようになったので、話がスムーズに進められるようになりました。

だけど

電話が苦手にも関わらず、私は、電話が好きです。
なぜなら、遠くにいる人の声が聴けるからです。
私の父方の祖父母が遠くに住んでいて、なかなか会うことができないのですが、電話を掛けると、祖父母の声が聴けます。
それが嬉しくてたまらないのです。
電話は、とてもすごいものですね!

43 私はよく、一人で『連想ゲーム』をします。

何気ない言葉から

私には、日常の会話の中で、どうしても気になってしまう言葉があります。

ふとした瞬間、会話の中の一言から、私の、『連想ゲーム』が始まります。

アタマの中で、イメージだけで、連想されていきます。

無意識の中で行っていくので、いつ、どこから始まったか、分からないことが多いです。

そして、『連想ゲーム』をしている間、周りの声は、全く入ってきません。

だから、会話が進まないことがよくあります。

話のお相手には申し訳ないですが、話を聞けば聞こうとするほど、ふとした一言が気になってしまって、『連想ゲーム』になってしまいます。

マイブーム

『連想ゲーム』をして、それが一段落ついたころ、私は、それを思い出しながらさかのぼっていきます。

あまり楽しいものではありませんが、ゲームの最初の一言までさかのぼれると、すっきりします。

最初までさかのぼれないと、イライラしてしまうので、その時は、好きな曲を聴いたり、眠ったりします。

"一文字"

私はテレビを見ている時、よく、字幕などの"一文字"が気になってしまい、それを指などで空中に書いたりします。

それを、体全体で書いていると、周りに不思議な目で見られることがあります。

ですが、やめられません。

癖なのです。

44 私は、歌を歌います。

昔から

昔から、私は歌が好きでした。
幼稚園生の時、「大きな古時計」という童謡を聞いて、泣いてしまった程に（ちなみに、その時の光景はしっかりアタマに『写真』のように、残っています）、歌を聴くのも、歌うのも好きでした。

歌に合わせて踊りたい

私は、歌に合わせて踊るのが好きです。
ですが、踊るのがとても下手です。
それはなぜか、考えてみました。
例えば、振り付けがあったとします。
それを、動画で見たとします。
けれど私は、記憶を『写真』のように思い出すので、振り付けを上手く思い出せません。
なので、踊るのも上手くないのです。
どうしてもその振り付けで踊りたい時は、振り付けを言葉に変換して、踊ろうとします。
それでも上手くはないですけど（笑）

呼吸と歌

私は時々（疲れた時やストレスを感じた時）、呼吸を一時的に止めることがあります。
呼吸を止める時は、『苦しい』というのを感じられないので、本能によって呼吸を始めるまで、止めたままです。
でも、歌には、『息継ぎ』というものが存在します。
なので、歌っていると、息ができるのです。
だから私は、歌を歌います。
楽しいし、息ができるから。

45 私は、『苦手』と『嫌い』の違いを 分かって欲しいのです。

エピソード

私は、嫌いな食べ物を聞かれると、たくさん答えてしまいます。
ですがそれを聞いた大人たちは、
「嫌いな食べ物多すぎだね（笑）」
と言います。
だけど、私は、『嫌い』を答えているのではなく、『苦手』を答えていたのです。
なので、悲しくなってしまいます。
『苦手』と『嫌い』は違うのです。

嫌い

『嫌い』は、心から嫌だと思っているものを話す時に使います。
頑張れば克服できる、と思われていますし、実際その場合が多いです。
「食わず嫌い」という言葉もあり、その意味は、
「あるものの真価や面白みをよく理解しないで、ただ初めから嫌うこと」
だそうです。

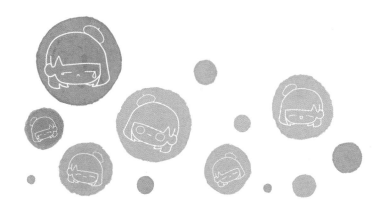

苦手

『嫌い』に対して『苦手』は、「心」だけではなく、「身体」から拒否している、と、私は思っています。
こちらも、頑張れば克服できる、と思われていますが、私は、頑張っても、どうしても克服できない場合に使います。

苦手と嫌い

初めから、『苦手』と『嫌い』を同じものとしている大人は、とても多いように思います。
ですが本当は、違うのです。
私は、それによって苦しい思いをすることが多々あります。
たまに、『苦手』なものでも、『好き』という場合もあります。
私の場合、もように関して話す時に、
「このもよう、苦手だけど可愛いね」
と言うことがあります。
あまり理解されませんが、そういう場合もあるのです。
『苦手』は、「克服」ではなく、「慣れ」が必要です。
決して克服できるものではない場合も、慣れていくことで、少しずつ、楽に生きられるようになると思います。

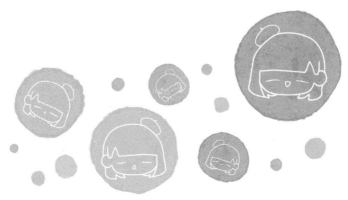

46 私の周りには、温かい人たちがいるのだなと、痛感します。

温かい人たち

私の周りには、温かい、優しい人たちがたくさんいます。
それは、私がこの「道」を選んで、歩んできたからでしょう。
母とよく話します。
「あなたは、たくさんの優しい人たちに出会えて、良かったね」
「本当にそうだね」

私の周り

まず、思い浮かぶのは、家族です。
私が不登校になって、発達障害だと分かって、辛いこともたくさんあっただろうに、いつも私を支えてくれる。
素敵な家族です。
つぎに思い浮かぶのは、カウンセラーさんなどの先生たちです。
私が不登校になったから、出会うことのできた先生方です。
友人たちも、たくさん私のことを助けてくれました。
素敵な人たちに囲まれて、私はとても幸せ者だな、と思います。

感謝

今まで出会ってきた人たちには、伝えようとしても伝えきれないほど、感謝しています。
私が背負っていた重い石たちを、少しずつ、代わりに背負っていってくれる人たちです。
本当に素敵な人たちですね！
皆さん、ありがとうございます！

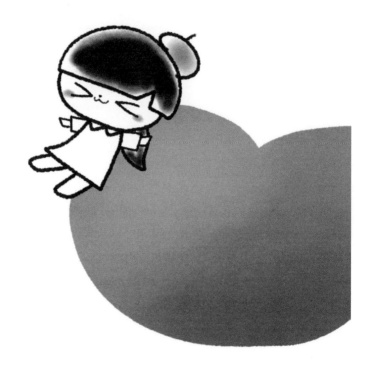

私がもらった診断名

私：えー、転校をする前に、心療内科に電話をして、「これは、診断名
　　としては、どうなんですか」っていうことを聞いたら、「対人関係
　　における発達障害」ってことでした。

母：それは、ママとしては、5年のころから心療内科にお世話になって、
　　投薬の治療も受けてたんだけど、「診断名」としてはっきり聞いた
　　こともなかったし、知らなかったし、そこで初めて「発達障害」と
　　……。「発達障害とは」「障害とはなんだ」と……。そこから、まぁ、
　　ネットサーフィンの日々だよ。

私：そうだね。

母：たくさん色々読んできて、これは、病気ではなく、脳の特性みたい
　　なもので、治るものではないと。そこでいったんショックだよね。

私：私は、ちょっとほっとしたよね。「ああ、そっかあ」って。

母：自分のその辛さの原因が分かったみたいな感覚なのかな。

私：今まで、「普通になりたい」「普通になれない」って思ってたのが、
　　元から普通じゃなかったと思ったらハハハって笑えてくるくらい
　　だったんだけど。

母：私は全然違ったね。

私：まぁ色々調べてたもんね。

母：とにかくもう最初はショックだったのと、その、色んなところで検
　　索していくうちに「治らない」って……。治らない!?　　言葉にで
　　きない感じだったね。納得するのに時間が必要だった。でも、自分

とは感覚が違うんだって思ったら、やっと納得できた感じだったかな。細かいことで、訳の分からないこと言うなぁ、この子はと思って。

私：そんなこと思ってたの!?

母：うーん。宿題が出た。プリントが出た。でそのプリントの名前を書く欄がずれてて。

私：分かった。そのずれてるのが、もように見えて気持ち悪くって仕方なくって、絶対やりたくない！　って。

母：母の感覚としては、「何言っちゃってんの、この子」っていう、感覚でしかなかったのが、「あ、そういうことなんだ」「この子の感じてることは、私とは違うんだ」ってところで、吹っ切れた。それと同時に、あなたの感覚は私とは違うんだから、聞かなきゃ分かんないや、と思い、たくさん話をするようになった。何が辛いの？　これはどう思うの？　とか（笑）

私：すっごい聞かれたもん（笑）

母：障害なんて見えないし、なんなら優等生に見られるし、聞かなきゃ分からないでしょ！

私：そうだね（笑）

母：発達障害って診断されたことで、やっと、納得できたところがあったよね。

エピソード⑤　私とユメコちゃん

私は、いつものように眠りにつく。

夢の中には、私がいる。

だけどその子は、私じゃない。

私に似た、誰か。

私は夢の中でその子になる。

私はその子に、名前を付けた。

『ユメコちゃん』と。

ユメコちゃんは、ユメコちゃんの人生を生きてきたから、

夢の中の私の脳には、ユメコちゃんの記憶がある。

ユメコちゃんは、何度も死んだ。

私は、ユメコちゃんになり、夢の中で何度も死ぬけれど、

私だけがその度に目を覚まして、生きていることを確認する。

ユメコちゃんはどこにいるのだろう。

生きているのか、死んでいるのかも分からない。

けれど、私はまた、ユメコちゃんになる。

私が生きて夢を見る限り、ユメコちゃんは死んで、生きてを繰り返すだろう。

今日も私は夢を見る。

今度はどんなユメコちゃんに出会えるかな。

眠るのは怖いけど、そう考えると楽しみでもある。

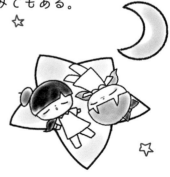

47 私は、「幸せ」について考えます。

私は

私は今、幸せを感じています。
それは、温かい人たちに囲まれて、自分の好きなことを自分の好きなペースでできているからです。
皆さんはどうでしょうか？

人それぞれ

「幸せ」の意味は、人それぞれ違うように考えていると思います。
まだ、「幸せ」を知らない人、感じていない人もいると思いますが……。
「幸せ」を感じるのは、一人では難しいと思います。
私は、たくさんの人のおかげで、幸せです。
一人ぼっちだと感じている人は（私も昔そうでしたが……）、到底「幸せ」など、感じられないと思います。
まずは、味方、仲間がいることを知りましょう。
それは、現実世界でもいいですが、ネットでも、何でもいいです。
それで幸せになれるなら、それは素敵なことです。
自分で、「幸せだな」と感じられたら、それがあなたの幸せです。

幸せを掴むため

ここまで書いてきて、私は「幸せ」にゲシュタルト崩壊してしまっていますが、「幸せ」って、そんなに難しいことではないんです。
「あ、今日のご飯は美味しいな」
だったり、
「今日のあの人の言葉はとても心に沁みたな」
でも、とにかく何でもいいんです。
無責任なことを言うようですが、楽しかったこと、嬉しかったこと、ワクワクすること……。
その一つにでも、「幸せ」を感じられたら、あなたはきっと素敵な人になれるでしょう。
幸せを掴むコツは、『謙虚に、それでいて、周りに素直に、生きること』だと、私は思います。

48　「普通」って、なんでしょうか？

私は

私は、小学校低学年のころ、
「自分は普通か、またはそれ以上の人間だ」
と思っていました。
そのころの成績からすると、私はきっと、自己評価と同じくらいの人間でした。
ですが、小学校高学年になって、色々あって不登校になって、
「普通のレールから外れてしまった」
「もう私は普通にはなれない、普通以下の人間だ」
と思い悩むようになりました。

「普通」って何？

私はずっと、「普通」という言葉で、自分の首をしめていました。
ですが最近、「普通」って何だろう、と思うようになったのです。
大辞泉では、「普通」とは、『特に変わっていないこと。ごくありふれたものであること。
それがあたりまえであること。また、そのさま』だそうです。
ですが、私が「発達障害」と言うと、みんなが口をそろえて、こう言います。
「とてもそうは見えない」
つまりは、
「普通の中学生に見える」
ということなのです。
けれど私は、
「普通以上になりたい」
そして、
「普通以上になれない自分が嫌い」
と思います。

みんなちがってみんないい

私は、「普通」という言葉に縛られるのはもうやめました。

『みんなちがってみんないい』のです。

誰かが思う「普通」と違うのも、それもまた「個性」なのです。

「素敵」な「個性」なのです。

「発達障害」もまた、「個性」であり、それによって困ることもありますが、きっとそれも、立派な、「素敵」になり得るのです。

もしかしたら、「普通になりなさい」と言われる日が来るかもしれませんが、でもそんな時は、

「これも素敵な個性になるんですよ」

と、思ってみてください。

そこがスタートです。

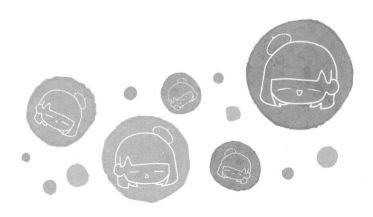

49 私は、言葉に縛られてしまいます。

「共感」

私はとても、「言葉」や「感情」に、影響されやすい部分があります。

例えば、ドラマを観ている時。

登場人物が誰かに怒られている場面で、私も怒られているような気分になります。

登場人物が悩んでいる場面、私も悩んでしまいます。

ドラマの途中で観るのをやめてしまうと、その途中の場面での登場人物の「感情」に、とても「共感」してしまいます。

それを母に話したら、

「そんなことで辛くなっちゃうなら、ドラマを一人で観るの禁止！」

と言われてしまいました（汗）

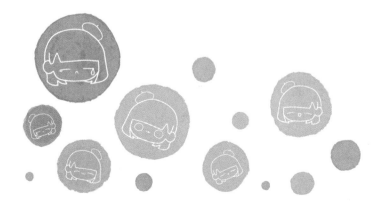

言葉の悪い魔法

私が辛いと感じるのは、特定の「言葉」に縛られてしまうことです。

それは例えば、「眠らなければいけない」という言葉です。

私は、暗いところが怖いのですが、特に怖いのは、家の寝室で、明るいところで眠るのにはあまり抵抗はないのですが、寝室で眠るのは苦手なのです。

けれど私は、「眠らなければいけないのだ」と、自分で「言葉の悪い魔法」を使ってしまいます。

その「魔法」は、他人にかけられることもあります。

会話の中の何気ない一言が、私のこころを縛ってしまいます。

辛かった記憶でも、

「まぁ、良かったほうじゃない？」

と言われてしまうと、

「これは良かったほうなんだ。だから、『辛かった』なんて思っちゃいけないんだ」

と思ってしまいます。

「悪い魔法」が、いつか、「いい魔法」になるように願っています。

願ってるだけではダメですかね？

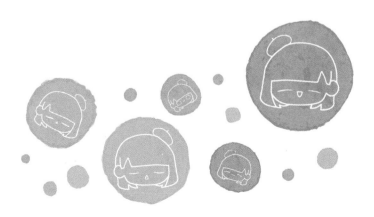

50 私は、いじめをなくすために、考えていることがあります。

なぜいじめは起こるのか

いじめっ子側からすれば、
「うざかったから」
「気持ち悪かったから」
「面白かったから」
というような感じではないのかな、と、私は思います。
私が受けたいじめは、正直そんなにひどいものではなかったと思います。
「遊び」、その延長線上にあった、「いじめ」。
今思えば、私は何度もいじめ（のようなもの）にあってきました。
正義感が強かった私は、他人がいじめられているのは許さなかったのですが、自分のこととなると、私は鈍感になってしまって、全く気づきませんでした。
そういうところも気に入らなかったんですかね（汗）

いじめをなくすために

いじめは、きっとなくならないと思います。
ですが、減らしていくことや、いじめられた子のこころのケアはできるはずです。
まずは、減らしていくための案ですが、他人のこころを気遣えるこころを育てること。
それは、家の中だけではなく、学校でも取り組んでほしいと思います。
今、目の前にいる子供が気遣えるこころを持った子たちなのかどうか、確実に探っていくのです。
そして、学ばせます。
「辛いこと」
「痛いこと」
「悲しいこと」
が、人それぞれ違うことを。
いじめられた子のケアをする時には、『いじめていた子を謝らせる』のは、あまりいい案ではないと思います。
きっと、辛かった記憶がフラッシュバックしてしまうから。

ここまで書いて

ここまで書いてきましたが、「いじめ」の問題は、とても難しいです（汗）
いじめられた時のことは、本当に覚えていないので……。
こうして今の私があるのは、いじめがあって、それを乗り越えたからだし、でも、その
時に負ったこころの傷はいまだに癒えないし……。
いじめられている子に、私はこう言いたい。
「その壁を越えれば、きっと、一つ大人になった自分に出会えるよ！」
と。

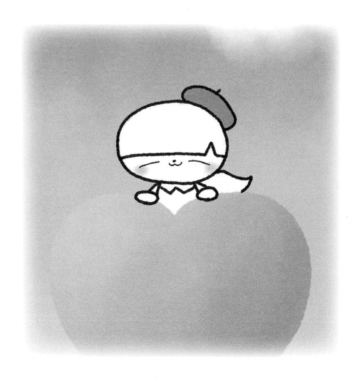

51　私は、HSP 気質でもあったのです。

HSP とは

HSP（ハイリーセンシティブパーソン）は、『人一倍敏感な人』のことを指す言葉です。
感覚や、その場の空気、他の人の気持ちに人一倍敏感に反応する気質のことを、HSP
と言うらしいです。
そして、発達障害に間違われやすいものでもあります。

私の場合

私の場合は、発達障害（自閉症スペクトラム）と、HSPが、両立しているタイプのようです。
ですが、『発達障害　HSP』でネット検索してみても、その二つが両立しているケース
はなかなか出てきません。
母からは、
「あなたは発達障害ではなくて、HSP なんじゃないの？」
と言われました。
その根拠として、『人と目を合わせて話をすることができる』というものが出てきまし
たが、私は、人と目を合わせて話すのは苦手です。
特に、初めて会った大人の方と話す時などは、視線をさまよわせてしまうか、話そっち
のけで目を合わせることに集中するかのどちらかです。
ですが、発達障害の特徴として、『空気が読めない』というのが多く挙げられますが、私は、
『空気を読みすぎて、とても疲れてしまう』ので、そこには当てはまりません。
私の考えでは、両立するタイプもなくはないと思うのですが……。

人それぞれ

HSP に当てはまって、発達障害にも当てはまる、ということで、文章を書くのはとても難しくて、私はこれを書けるようになるまで、たくさん調べて、たくさん母と話し合いました。
ですが、これを、「私の場合」として書くことにしました。
もちろん、HSP の方でも様々な方がいらっしゃいますし、発達障害の方でも様々な方がいらっしゃるので一概には言えませんが、この文章を、
「あぁ、こういう人もいるんだな」
と思って読んでいただければ幸いです。
みんな、人それぞれ違う感覚を持っていて当たり前ですから。

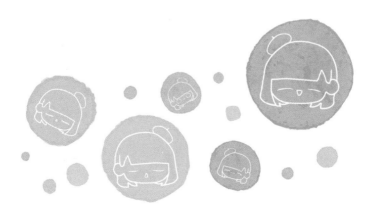

あとがき

この『発達障害な私の頭の中。』には私がまだ中学生だった時の想いや悩みや優しさが詰まっていると思います。

今思えば、とても拙い文章ですが……。

でもこれが、当時の私のすべてだったんだなぁと、感慨深い気持ちになります。

前回の出版時、有難いことに、色んな方から反響を頂いたこの本。

やっぱり今読むと恥ずかしくなってしまいますが、再びの出版は、当時の私と向き合う、大事な時間だなと思いました。そんな機会をくださった皆さんには感謝しかありません。でもやっぱり恥ずかしいですね!?

このたくさんの文章を書いてくれた過去の私、たずさわったくださった皆さん、そしてこの本を手に取ってくれたすべての方にでっかい感謝と最大の愛を!

また会いましょう!

新藤あみ

profile

新藤あみ（しんどう　あみ）

不登校、高機能自閉症、HSP（ハイリー・センシティブ・パーソン）、うつ等、自らの経験を踏まえて執筆活動を行う。現在高校3年生。2019年5月『発達障害な私の頭の中。』（日本橋出版）初版を出版。発達障害と診断された当事者の視線で「他の人とは少し違った」感覚に触れながら独自の世界観を表現する。著書に『自閉症うーちゃんのカラフルサイン—高機能自閉症当事者が描く十人十色の世界』（2021年　創造出版）がある。また、「みなと　あみ」の名で絵本等を制作。同人誌即売会に参加している。
Twitter：@ amitaro_funa/
Instagram：ami.minato

発達障害な私の頭の中。

2023 年 2 月 1 日　第 1 版第 1 刷発行
（2019 年 5 月 13 日初版／日本橋出版）

著　　　者　新藤あみ
発 行 者　山田多佳子
発 行 所　社会福祉法人新樹会　創造出版
　〒 182-0005　東京都調布市東つつじヶ丘 2-27-1
　TEL 03-5314-7081　FAX 03-5314-7085
　http://www.sozo-publishing.com